AYUNO INTERMITENTE ¿CÓMO HACER QUE SEA EFECTIVO?

CAPÍTULO 1: INTRODUCCIÓN

1.1. ¿Qué es el ayuno intermitente?

El ayuno intermitente (AI) es una práctica alimentaria que alterna períodos de ingesta de alimentos con períodos de ayuno. A diferencia de las dietas tradicionales, que se centran en qué alimentos comer o en la cantidad de calorías consumidas, el AI se enfoca en cuándo comer. Esta práctica ha ganado popularidad en los últimos años debido a sus múltiples beneficios para la salud y la pérdida de peso.

El concepto del AI se basa en la idea de que nuestros cuerpos están diseñados para manejar períodos de escasez de alimentos y no para comer de manera constante a lo largo del día. A lo largo de la historia, los humanos han experimentado períodos de ayuno forzoso debido a la falta de disponibilidad de alimentos. Por lo tanto, se cree que nuestros cuerpos están diseñados para funcionar de manera óptima en un estado de ayuno ocasional.

Hay varios enfoques y protocolos de AI, que varían en términos de duración y frecuencia de los períodos de ayuno. Algunos métodos requieren ayunos diarios, mientras que otros implican ayunos semanales o incluso mensuales. La clave para el éxito en el AI es elegir un enfoque que se adapte a tus necesidades y estilo de vida, y ser consistente en su aplicación.

1.2. Beneficios del ayuno intermitente

El AI ofrece una variedad de beneficios para la salud y el bienestar, que incluyen:

1. Pérdida de peso: Uno de los principales beneficios del AI es la pérdida de peso, ya que ayuda a reducir la ingesta total de calorías. Al limitar el tiempo de ingesta de alimentos, es menos probable que consumas calorías en exceso. Además, el ayuno intermitente puede aumentar la quema de grasa al mejorar la sensibilidad a la insulina y aumentar la liberación de hormonas lipolíticas, que promueven la descomposición de las grasas almacenadas.

2. Mejora de la sensibilidad a la insulina: El AI puede mejorar la sensibilidad a la insulina, lo que puede ayudar a prevenir y controlar la diabetes tipo 2. Durante los períodos de ayuno, los niveles de insulina disminuyen, permitiendo que las células se vuelvan más sensibles a sus efectos y utilicen la glucosa de manera más eficiente.

3. Mejora de la salud cardiovascular: Practicar el AI puede ayudar a reducir factores de riesgo para enfermedades cardíacas, como la presión arterial alta, el colesterol LDL y los niveles de triglicéridos. Estudios han demostrado que el AI puede mejorar la salud cardiovascular al reducir la inflamación, mejorar la función endotelial y reducir la acumulación de grasa en las arterias.

Salud cerebral: El AI puede tener efectos positivos en la salud cerebral, incluida la mejora de la función cognitiva y la prevención de enfermedades neurodegenerativas como el Alzheimer y el Parkinson. Durante los períodos de ayuno, se produce un aumento en la producción de factores neurotróficos, como el factor neurotrófico derivado del cerebro (BDNF), que promueve el crecimiento y la supervivencia de las neuronas y mejora la función sináptica.

5. Longevidad: Investigaciones en animales han demostrado que el AI puede aumentar la longevidad al reducir el envejecimiento celular y mejorar la función mitocondrial. Aunque se necesita más investigación

en humanos, estos estudios sugieren que el AI puede ayudar a prolongar la vida y reducir la incidencia de enfermedades relacionadas con la edad.

6. Reducción de la inflamación: El AI puede ayudar a reducir la inflamación en el cuerpo, lo que puede disminuir el riesgo de desarrollar enfermedades crónicas como enfermedades cardíacas, diabetes y cáncer. Durante los períodos de ayuno, el cuerpo produce menos moléculas inflamatorias y aumenta la producción de antioxidantes, lo que ayuda a proteger las células del daño oxidativo.

7. Autofagia: La autofagia es un proceso natural en el que las células descomponen y reciclan componentes dañados o no funcionales. El AI puede estimular la autofagia, lo que puede mejorar la función celular y proteger contra enfermedades degenerativas y el envejecimiento. Además, la autofagia también puede mejorar la función inmunológica al eliminar células disfuncionales y patógenos.

Ahora que conoces los beneficios del ayuno intermitente, es importante entender los diferentes métodos de AI y cómo aplicarlos de manera efectiva. En el siguiente capítulo, exploraremos los métodos más populares de AI y sus características únicas.

CAPÍTULO 2: MÉTODOS DE AYUNO INTERMITENTE

En este capítulo, exploraremos los métodos más populares de ayuno intermitente (AI) y cómo se pueden adaptar a diferentes estilos de vida y necesidades individuales. Cada método tiene sus características únicas, y puede ser más o menos adecuado para ti dependiendo de tus objetivos, preferencias y horarios.

2.1. Método 16/8

El método 16/8 es uno de los enfoques más populares y accesibles del AI. Implica ayunar durante 16 horas al día y comer durante una ventana de 8 horas. Por ejemplo, puedes comer entre las 12:00 p.m. y las 8:00 p.m., y ayunar desde las 8:00 p.m. hasta las 12:00 p.m. del día siguiente. Este enfoque es especialmente popular entre aquellos que buscan perder peso y mejorar la salud metabólica.

Este método es fácil de seguir y puede ser adaptado a tu estilo de vida. Puedes elegir cualquier ventana de 8 horas que mejor se adapte a tu horario. Algunas personas prefieren desayunar y almorzar, mientras que otras prefieren almorzar y cenar.

Ventajas del método 16/8:

- Es fácil de seguir y adaptar a la vida cotidiana.
- Permite una mayor flexibilidad en la elección de alimentos y horarios de las comidas.
- Puede mejorar la sensibilidad a la insulina y ayudar en la

pérdida de peso.

Desventajas del método 16/8:

- Algunas personas pueden tener dificultades para ajustarse a la ventana de alimentación limitada.
- Puede ser difícil para quienes tienen un horario irregular o trabajan turnos nocturnos.

2.2. Método 5:2

El método 5:2 implica comer normalmente durante cinco días de la semana y restringir la ingesta calórica a aproximadamente 500-600 calorías durante dos días no consecutivos. Esto significa que, por ejemplo, podrías comer normalmente de lunes a viernes y reducir la ingesta calórica los sábados y domingos.

Ventajas del método 5:2:

- Puede ser más fácil de seguir que otros enfoques de AI, ya que solo implica restricción calórica en dos días de la semana.
- Permite una mayor flexibilidad en la elección de alimentos durante los días de alimentación normal.
- Puede ayudar en la pérdida de peso y mejorar la salud cardiovascular y metabólica.

Desventajas del método 5:2:

- Los días de restricción calórica pueden ser difíciles para algunas personas.
- Puede ser tentador comer en exceso durante los días de alimentación normal, lo que podría contrarrestar los beneficios del AI.

2.3. Método Eat Stop Eat

El método Eat Stop Eat implica realizar ayunos completos de 24 horas una o dos veces por semana. Durante los días de ayuno, se evita la ingesta de alimentos sólidos, aunque se permite beber agua, té y café sin azúcar. Los días de alimentación normal, se pueden consumir alimentos sin restricciones.

Ventajas del método Eat Stop Eat:

- Puede generar una pérdida de peso rápida y efectiva debido a la reducción significativa de la ingesta calórica semanal.
- Estimula la autofagia y la desintoxicación del cuerpo.
- Puede mejorar la salud metabólica y cardiovascular.

Desventajas del método Eat Stop Eat:

- Puede ser difícil de seguir para algunas personas, especialmente para aquellos que no están acostumbrados al ayuno prolongado.
- El hambre puede ser más intensa durante los períodos de ayuno de 24 horas en comparación con otros métodos de AI.
- Existe el riesgo de caer en atracones o malos hábitos alimenticios durante los días de alimentación normal si no se presta atención a la calidad y cantidad de los alimentos consumidos.

Cómo hacer que el método Eat Stop Eat sea efectivo:

1. Elige uno o dos días a la semana que sean convenientes para ti y comprométete a ayunar durante 24 horas completas en esos días.
2. Mantén tu hidratación durante los días de ayuno bebiendo agua, té y café sin azúcar.
3. Presta atención a la calidad y cantidad de los alimentos que consumes en tus días de alimentación normal. Asegúrate de llevar una dieta equilibrada y nutritiva.
4. No te rindas si experimentas hambre intensa al principio. El cuerpo puede necesitar tiempo para adaptarse al ayuno prolongado. Considera comenzar con ayunos más cortos e ir aumentando gradualmente la duración hasta alcanzar las 24 horas.
5. Practica actividades de relajación y manejo del estrés durante los días de ayuno, como la meditación, el yoga o la lectura.

2.4. Método del Guerrero

El método del Guerrero, también conocido como la dieta del Guerrero, es un enfoque de ayuno intermitente que consiste en comer pequeñas cantidades de alimentos crudos, como frutas, verduras y frutos secos, durante el día y consumir una comida principal por la noche. Este método se basa en la idea de que nuestros antepasados guerreros pasaban el día cazando y recolectando alimentos y comían la mayor parte de sus calorías al final del día.

Ventajas del método del Guerrero:

• Puede ayudar a mejorar la digestión y la función metabólica al darle al cuerpo tiempo suficiente para procesar los alimentos.

• Fomenta el consumo de alimentos crudos y ricos en nutrientes durante el día.

• La ingesta calórica restringida durante el día puede facilitar la pérdida de peso.

Desventajas del método del Guerrero:

• Puede ser difícil de seguir para aquellos que tienen horarios de trabajo o actividades diurnas que requieren una mayor ingesta calórica.

• La comida principal por la noche puede llevar a un consumo excesivo de calorías si no se controla adecuadamente.

• No es adecuado para personas con problemas digestivos o metabólicos que requieren una distribución más equilibrada de las comidas a lo largo del día.

Cómo hacer que el método del Guerrero sea efectivo:

- Durante el día, consume pequeñas cantidades de alimentos crudos y ricos en nutrientes, como frutas, verduras, frutos secos y semillas.

- Planifica tu comida principal para la noche, asegurándote de que sea nutritiva y equilibrada. Incluye una fuente de proteínas, grasas saludables y carbohidratos complejos, así como suficientes vitaminas y minerales.

- Controla las porciones en tu comida principal para evitar el consumo excesivo de calorías.

- Mantén una rutina de ejercicio regular para aumentar la efectividad de la pérdida de peso y mejorar la salud en general.
- Escucha a tu cuerpo y ajusta el método según sea necesario. Si te sientes fatigado o débil durante el día, considera agregar una pequeña cantidad de proteínas o carbohidratos complejos a tus comidas diurnas.

2.5. Ayuno de 24 horas

El ayuno de 24 horas, también conocido como ayuno de un día completo, es un enfoque de AI en el que se ayuna durante 24 horas completas una vez a la semana o cada dos semanas. Durante el período de ayuno, no se consumen alimentos sólidos, pero se permite beber agua, té y café sin azúcar. Después del período de ayuno, puedes volver a tu alimentación habitual.

Ventajas del ayuno de 24 horas:

• Puede generar una pérdida de peso efectiva al reducir la ingesta calórica semanal.

• Estimula la autofagia y la desintoxicación del cuerpo.

• Puede mejorar la salud metabólica y cardiovascular.

Desventajas del ayuno de 24 horas:

• Puede ser difícil de seguir, especialmente para aquellos que no están acostumbrados a períodos prolongados de ayuno.

• El hambre puede ser más intensa durante el ayuno de 24 horas en comparación con otros métodos de AI.

• Existe el riesgo de caer en atracones o malos hábitos alimenticios después del período de ayuno si no se presta atención a la calidad y cantidad de los alimentos consumidos.

Cómo hacer que el ayuno de 24 horas sea efectivo:

1. Elige un día a la semana o cada dos semanas que sea conveniente para ti y comprométete a ayunar durante 24 horas completas en ese día.

2. Mantén tu hidratación durante el día de ayuno bebiendo agua, té y café sin azúcar.

Presta atención a la calidad y cantidad de los alimentos que consumes después del período de ayuno. Asegúrate de llevar una dieta equilibrada y nutritiva.

4. No te rindas si experimentas hambre intensa al principio. El cuerpo puede necesitar tiempo para adaptarse al ayuno prolongado. Considera comenzar con ayunos más cortos e ir aumentando gradualmente la duración hasta alcanzar las 24 horas.

5. Practica actividades de relajación y manejo del estrés durante los días de ayuno, como la meditación, el yoga o la lectura.

6. Mantén una rutina de ejercicio regular para aumentar la efectividad de la pérdida de peso y mejorar la salud en general.

Después de haber explorado los métodos más populares de ayuno intermitente, es crucial entender cómo mantener una dieta adecuada durante los períodos de alimentación y cómo adaptar estos métodos a tu estilo de vida y necesidades individuales. En el siguiente capítulo, discutiremos cómo maximizar los beneficios del ayuno intermitente a través de una alimentación adecuada y el equilibrio en tu vida diaria.

CAPÍTULO 3: CÓMO HACER QUE EL AYUNO INTERMITENTE SEA EFECTIVO

En este capítulo, abordaremos cómo hacer que el ayuno intermitente sea efectivo al elegir el método adecuado, planificar tus comidas, mantener una hidratación adecuada, garantizar un equilibrio nutricional, hacer ejercicio de manera regular y dormir lo suficiente.

3.1. Elegir el método adecuado

El primer paso para hacer que el ayuno intermitente sea efectivo es elegir el método que mejor se adapte a tu estilo de vida, necesidades y objetivos. Cada método de AI tiene sus propias características y ventajas, por lo que es crucial encontrar uno que funcione bien para ti. Algunos factores a considerar al elegir un método incluyen:

• Tu horario diario y rutina

• Tu nivel de actividad física

• Tus metas de pérdida de peso o de salud

• Tus preferencias personales y hábitos alimenticios

Experimenta con diferentes métodos de AI y ajusta según sea necesario para encontrar el enfoque que mejor funcione para ti.

3.2. Planificar tus comidas

Planificar tus comidas te ayudará a garantizar que estés consumiendo alimentos nutritivos y equilibrados durante tus períodos de alimentación. Esto es especialmente importante en el ayuno intermitente, ya que el tiempo de ingesta de alimentos es limitado y debes asegurarte de obtener los nutrientes esenciales en ese período.

Al planificar tus comidas, ten en cuenta lo siguiente:

• Incluye una variedad de alimentos para garantizar un amplio espectro de nutrientes, como proteínas, carbohidratos, grasas saludables, vitaminas y minerales.

• Opta por alimentos integrales y minimiza el consumo de alimentos procesados y altos en azúcar.

• Controla las porciones para evitar el exceso de calorías y mantener un equilibrio nutricional.

• Asegúrate de incluir suficiente fibra en tu dieta para mejorar la digestión y la saciedad.

3.3. Beber suficiente agua

Mantener una hidratación adecuada es fundamental durante el ayuno intermitente, ya que el agua es esencial para el funcionamiento adecuado del cuerpo. Beber suficiente agua también puede ayudar a controlar el apetito y evitar la confusión entre el hambre y la sed.

Asegúrate de beber agua de manera regular durante tus períodos de ayuno y de alimentación. También puedes consumir otras bebidas sin calorías, como té o café sin azúcar, durante los períodos de ayuno.

3.4. Mantener un equilibrio nutricional

El equilibrio nutricional es clave para garantizar que obtengas todos los nutrientes necesarios para mantener una salud óptima durante el ayuno intermitente. Asegúrate de que tus comidas incluyan:

• Proteínas: Elige fuentes de proteínas magras, como pollo, pavo, pescado, legumbres, huevos y productos lácteos bajos en grasa. Las proteínas te ayudarán a mantenerte lleno y a mantener la masa muscular mientras pierdes peso.

• Carbohidratos: Opta por carbohidratos complejos, como granos enteros, legumbres, frutas y verduras. Estos alimentos te proporcionarán energía sostenida y te ayudarán a mantenerte satisfecho durante tus períodos de alimentación.

• Grasas saludables: Incluye grasas monoinsaturadas y poliinsaturadas en tu dieta, como las que se encuentran en el aceite de oliva, aguacates, nueces y pescado graso. Estas grasas son esenciales para la función celular y hormonal y pueden ayudarte a mantenerte lleno.

• Vitaminas y minerales: Consume una variedad de frutas, verduras, granos enteros y proteínas magras para asegurarte de obtener las vitaminas y minerales esenciales que tu cuerpo necesita.

3.5. Hacer ejercicio de manera regular

El ejercicio regular es un componente crucial para hacer que el ayuno intermitente sea efectivo. El ejercicio no solo te ayudará a perder peso y mejorar tu salud en general, sino que también puede aumentar los beneficios del ayuno intermitente, como la sensibilidad a la insulina y la quema de grasa.

Algunas recomendaciones para el ejercicio durante el ayuno intermitente incluyen:

• Intenta programar tus entrenamientos antes de tus períodos de alimentación para asegurarte de que estés reabasteciendo tus reservas de energía después de hacer ejercicio.

• Combina ejercicios cardiovasculares, como correr, nadar o andar en bicicleta, con entrenamiento de fuerza para obtener resultados óptimos.

• Escucha a tu cuerpo y ajusta la intensidad del ejercicio según sea necesario. Si te sientes fatigado o débil durante un período de ayuno, es posible que debas disminuir la intensidad o cambiar el momento del ejercicio.

3.6. Dormir lo suficiente

Dormir lo suficiente es esencial para hacer que el ayuno

intermitente sea efectivo, ya que el sueño influye en la regulación del apetito, la recuperación muscular y la función cognitiva. La falta de sueño también puede aumentar la producción de hormonas del estrés, lo que puede dificultar la pérdida de peso y la adherencia al ayuno intermitente.

Para garantizar un sueño adecuado durante el ayuno intermitente:

• Establece una rutina regular de sueño, acostándote y levantándote a la misma hora todos los días, incluso los fines de semana.

• Crea un ambiente propicio para dormir en tu habitación, manteniendo la temperatura fresca, minimizando la luz y el ruido y asegurándote de que tu cama sea cómoda.

• Evita la cafeína y el alcohol cerca de la hora de dormir, ya que pueden interferir con la calidad del sueño.

• Practica técnicas de relajación antes de acostarte, como la meditación, la lectura o el yoga suave, para ayudar a preparar tu cuerpo y mente para dormir.

• Si tienes problemas para dormir durante tus períodos de ayuno, considera ajustar tu horario de ayuno o tu método de AI para garantizar que no afecte tu sueño.

Al seguir estos consejos y adaptar el ayuno intermitente a tus necesidades individuales, podrás hacer que este enfoque de alimentación sea efectivo y sostenible a largo plazo. En el próximo capítulo, abordaremos los mitos y realidades del ayuno intermitente.

CAPÍTULO 4: MITOS Y REALIDADES DEL AYUNO INTERMITENTE

En este capítulo, abordaremos algunos de los mitos y realidades más comunes sobre el ayuno intermitente, lo que te ayudará a comprender mejor este enfoque de alimentación y a tomar decisiones informadas sobre si es adecuado para ti.

Mito 1: El ayuno intermitente es una dieta de moda sin base científica.

Realidad: Aunque el ayuno intermitente ha ganado popularidad en los últimos años, no es simplemente una dieta de moda. Hay una creciente cantidad de investigaciones científicas que respaldan sus beneficios para la pérdida de peso, la mejora de la salud metabólica, la reducción del riesgo de enfermedades y la longevidad. Sin embargo, es importante tener en cuenta que el ayuno intermitente no es adecuado para todos y puede no ser la mejor opción para algunas personas.

Mito 2: Saltarse el desayuno es malo para la salud.

Realidad: Aunque se ha dicho que el desayuno es la comida más importante del día, no hay evidencia sólida que respalde esta afirmación. La investigación muestra que saltarse el desayuno puede ser beneficioso para algunas personas, especialmente en el contexto del ayuno intermitente. La clave es escuchar a tu cuerpo y seguir una rutina de alimentación que funcione mejor para ti.

Mito 3: El ayuno intermitente causa pérdida de masa muscular.

Realidad: La pérdida de masa muscular es una preocupación común cuando se trata de ayunar o restringir las calorías. Sin embargo, el ayuno intermitente no necesariamente causa pérdida de masa muscular si se hace correctamente. De hecho, la investigación sugiere que el ayuno intermitente puede preservar la masa muscular mientras se pierde grasa. Asegúrate de consumir suficiente proteína y realizar entrenamiento de fuerza de manera regular para mantener y aumentar la masa muscular.

Mito 4: El ayuno intermitente es insostenible a largo plazo.

Realidad: El ayuno intermitente puede ser sostenible a largo plazo si se adapta a tus necesidades individuales y estilo de vida. Algunas personas encuentran que el ayuno intermitente se adapta fácilmente a su rutina diaria, mientras que otras pueden necesitar experimentar con diferentes métodos o ajustar su enfoque con el tiempo. La clave es ser flexible y encontrar un enfoque que funcione para ti.

Mito 5: El ayuno intermitente es una forma rápida y fácil de perder peso sin esfuerzo.

Realidad: Aunque el ayuno intermitente puede ser efectivo para perder peso en algunas personas, no es una solución rápida ni milagrosa. La pérdida de peso sostenible requiere cambios consistentes en la alimentación y el estilo de vida, y el ayuno intermitente es solo una herramienta que puede ayudar en este proceso. Además, es importante recordar que no todos experimentarán resultados similares con el ayuno intermitente, y algunas personas pueden necesitar adoptar enfoques adicionales para alcanzar sus objetivos de pérdida de peso.

Mito 6: El ayuno intermitente es peligroso y puede provocar trastornos alimentarios.

Realidad: Si bien es cierto que el ayuno intermitente no es adecuado para todos, especialmente aquellos con antecedentes de trastornos alimentarios o problemas de salud subyacentes, la mayoría de las personas pueden practicarlo de manera segura. Siempre es importante escuchar a tu cuerpo y trabajar con un profesional de la salud si tienes inquietudes sobre el ayuno intermitente y cómo puede afectar tu salud mental o física.

Mito 7: No se puede hacer ejercicio mientras se practica el ayuno intermitente.

Realidad: Hacer ejercicio mientras se practica el ayuno intermitente es no solo posible sino también beneficioso. Puedes programar tus entrenamientos antes de tus períodos de alimentación para asegurarte de que estés reabasteciendo tus reservas de energía después de hacer ejercicio. Además, el ayuno intermitente puede mejorar la sensibilidad a la insulina y aumentar la quema de grasa, lo que puede ser beneficioso para el rendimiento deportivo y la composición corporal.

Al abordar estos mitos y realidades, puedes tomar decisiones informadas sobre si el ayuno intermitente es adecuado para ti y cómo adaptarlo a tus necesidades y objetivos específicos. En el siguiente capítulo, exploraremos cómo consejos para controlar el hambre durante el ayuno.

CAPÍTULO 5: CONSEJOS PARA CONTROLAR EL HAMBRE DURANTE EL AYUNO

El hambre puede ser uno de los mayores desafíos al comenzar con el ayuno intermitente. En este capítulo, exploraremos consejos y estrategias para controlar el hambre durante los períodos de ayuno, lo que te ayudará a mantenerte en el camino hacia el éxito en tu viaje de ayuno intermitente.

1. Mantente hidratado

La deshidratación puede confundirse fácilmente con el hambre. Asegurarte de beber suficiente agua durante todo el día es esencial para controlar el apetito y mantener la saciedad. Además, el agua puede ayudar a acelerar tu metabolismo y mejorar la digestión.

Consejos para mantenerte hidratado:

• Bebe un vaso de agua antes y después de cada período de ayuno.

• Lleva contigo una botella de agua para recordarte beber regularmente.

• Si te aburres del agua, agrega rodajas de limón, pepino o hierbas frescas para darle sabor sin agregar calorías.

• Bebe infusiones de hierbas o té verde sin azúcar para mantenerte hidratado y disfrutar de beneficios adicionales para la salud.

2. Consume bebidas bajas en calorías

Durante los períodos de ayuno, se permiten bebidas bajas en calorías que no rompan el ayuno. Bebidas como el té negro, el té verde y el café negro pueden ayudar a controlar el hambre y proporcionar beneficios adicionales para la salud, como la estimulación del metabolismo y la mejora de la función cognitiva.

Consejos para el consumo de bebidas bajas en calorías:

• Evita agregar azúcar, leche o crema a tus bebidas, ya que esto romperá el ayuno.

• Experimenta con diferentes tipos de té o café para encontrar el que más te guste.

• Bebe tus bebidas lentamente para ayudar a mantenerte ocupado y controlar el hambre.

3. Mantén tu mente ocupada

Mantener la mente ocupada y distraída durante los períodos de ayuno puede ser útil para controlar el hambre. Participar en actividades que disfrutes y que requieran concentración puede ayudarte a olvidarte del hambre temporalmente.

Consejos para mantener la mente ocupada:

• Planifica tus períodos de ay uno durante tus horas más ocupadas del día, como el trabajo o la escuela.

• Realiza actividades que requieran concentración, como leer, escribir, pintar o resolver rompecabezas.

• Realiza tareas del hogar o actividades al aire libre para mantenerte ocupado y en movimiento.

• Evita ver programas de televisión o películas que muestren comida, ya que esto puede desencadenar antojos.

4. Practica técnicas de manejo del estrés

El estrés puede aumentar los niveles de cortisol en el cuerpo, lo que puede provocar antojos y hambre. Aprender a manejar el estrés de manera efectiva es esencial para controlar el hambre durante el ayuno intermitente.

Consejos para manejar el estrés:

• Incorpora actividades de relajación en tu rutina diaria, como la meditación, el yoga o la respiración profunda.

• Establece límites en tu vida personal y laboral para reducir el estrés y mantenerte enfocado en tus objetivos de salud.

• Habla con amigos, familiares o un profesional de la salud mental si necesitas apoyo adicional para manejar el estrés.

5. Duerme lo suficiente

La falta de sueño puede aumentar los niveles de grelina, una hormona que estimula el apetito, y disminuir los niveles de leptina, una hormona que suprime el hambre. Dormir lo suficiente es crucial para controlar el hambre durante el ayuno intermitente y mantener un estado emocional y físico saludable.

Consejos para dormir lo suficiente:

• Establece una rutina regular de sueño yendo a la cama y despertándote a la misma hora todos los días, incluso los fines de semana.

• Crea un ambiente de sueño relajante y cómodo en tu habitación, manteniendo la temperatura fresca, minimizando la luz y el ruido y asegurándote de que tu cama sea cómoda.

• Evita la cafeína, el alcohol y las comidas pesadas antes de acostarte, ya que pueden interferir con la calidad del sueño.

• Practica técnicas de relajación antes de dormir, como la meditación, la lectura o el yoga suave.

6. Asegúrate de comer alimentos nutritivos y satisfactorios durante tus períodos de alimentación

Lo que comes durante tus períodos de alimentación también puede afectar tu hambre durante el ayuno. Consumir alimentos ricos en nutrientes, fibra y proteínas puede ayudarte a mantenerte satisfecho durante más tiempo y facilitar el control del hambre durante los períodos de ayuno.

Consejos para una alimentación nutritiva y satisfactoria:

• Incluye una fuente de proteína en cada comida, como carne

magra, pescado, huevos, legumbres o productos lácteos bajos en grasa.

• Asegúrate de incluir suficiente fibra en tu dieta a través de frutas, verduras, granos integrales y legumbres.

• Consume grasas saludables con moderación, como aceite de oliva, aguacate, nueces y semillas, para mantener la saciedad.

• Evita los alimentos altos en azúcar y carbohidratos refinados, ya que pueden causar fluctuaciones en los niveles de azúcar en sangre y aumentar el hambre.

• No te restrinjas en exceso durante tus períodos de alimentación. Asegúrate de consumir suficientes calorías y nutrientes para mantenerte saludable y satisfecho.

7. Adáptate gradualmente al ayuno intermitente

Adaptarte gradualmente al ayuno intermitente puede facilitar el control del hambre y aumentar tus posibilidades de éxito a largo plazo. Comienza con períodos de ayuno más cortos y extiéndelos gradualmente a medida que te acostumbras al ayuno.

Consejos para adaptarte gradualmente al ayuno intermitente:

• Comienza con un método de ayuno intermitente más fácil, como el método 12/12, y luego pasa a métodos más avanzados como el 16/8 o el 20/4.

• Aumenta lentamente la duración de tus períodos de ayuno en incrementos de 1 a 2 horas, permitiendo que tu cuerpo se acostumbre a las nuevas rutinas antes de aumentar el tiempo de ayuno.

• No te presiones demasiado si sientes hambre al principio. Escucha a tu cuerpo y ajusta tus períodos de ayuno según sea necesario.

8. Practica la atención plena y la meditación

Aprender a practicar la atención plena y la meditación puede ser una herramienta valiosa para manejar el hambre durante el ayuno. Estas técnicas pueden ayudarte a identificar y aceptar tus pensamientos y emociones relacionadas con el hambre, lo que puede facilitar el proceso de adaptación al ayuno.

Algunos consejos para practicar la atención plena y la meditación incluyen:

• Establecer un momento específico del día para meditar, preferiblemente cuando sientas más hambre.

• Centrarte en la respiración y en las sensaciones físicas para anclar tu atención en el presente.

• Observar y aceptar tus pensamientos y emociones relacionadas con el hambre sin juzgarlos ni reaccionar ante ellos.

• Utilizar afirmaciones positivas para reforzar tu compromiso con el ayuno intermitente y recordarte por qué estás siguiendo este camino.

9. Planifica tus comidas con anticipación

Planificar tus comidas con anticipación puede ayudarte a asegurar que estás obteniendo todos los nutrientes necesarios y evitar que te rindas ante la tentación de comer alimentos poco saludables. Cuando planifiques tus comidas, intenta incluir una variedad de alimentos ricos en nutrientes que te ayuden a sentirte satisfecho.

Algunos consejos para planificar tus comidas:

• Prepara tus comidas con antelación para facilitar el seguimiento de tus objetivos nutricionales.

• Lleva contigo refrigerios saludables, como frutas, verduras, nueces o yogur, en caso de que sientas hambre fuera de tus períodos de alimentación.

• Experimenta con nuevas recetas saludables para mantener tus comidas interesantes y apetitosas.

CAPÍTULO 6: AYUNO INTERMITENTE Y ENFERMEDADES CRÓNICAS

Las enfermedades cardiovasculares (ECV) son una de las principales causas de muerte en todo el mundo. Entre los factores de riesgo para las ECV se encuentran la hipertensión, la obesidad, la diabetes tipo 2 y el colesterol alto. El AI puede desempeñar un papel en la prevención y el tratamiento de las ECV de varias maneras:

a. Reducción de la presión arterial: Algunos estudios han demostrado que el AI puede reducir la presión arterial sistólica y diastólica en personas con hipertensión, lo que disminuye el riesgo de enfermedad cardíaca.

b. Mejora del perfil lipídico: El AI puede ayudar a reducir los niveles de colesterol LDL (colesterol "malo") y triglicéridos, al tiempo que aumenta el colesterol HDL (colesterol "bueno"), lo que contribuye a un perfil lipídico más saludable y reduce el riesgo de enfermedades cardíacas.

c. Pérdida de peso y reducción de la grasa abdominal: El AI ha demostrado ser eficaz para promover la pérdida de peso y reducir la grasa abdominal, lo que disminuye el riesgo de enfermedades cardiovasculares.

d. Reducción de la inflamación: El AI puede ayudar a reducir los niveles de marcadores inflamatorios en el cuerpo, como la proteína C-reactiva, lo que disminuye el riesgo de enfermedades cardíacas.

2. Ayuno intermitente y diabetes tipo 2

La diabetes tipo 2 es una enfermedad crónica que se caracteriza por la resistencia a la insulina y el aumento de los niveles de azúcar en sangre. El AI puede tener efectos positivos en la prevención y el tratamiento de la diabetes tipo 2:

a. Mejora de la sensibilidad a la insulina: El AI puede aumentar la sensibilidad a la insulina, permitiendo que las células utilicen la glucosa de manera más eficiente y reduciendo los niveles de azúcar en sangre.

b. Pérdida de peso: Como se mencionó anteriormente, el AI puede promover la pérdida de peso y reducir la grasa abdominal, lo que es especialmente importante para las personas con diabetes tipo 2, ya que la obesidad es un factor de riesgo clave para la enfermedad.

c. Reducción de la inflamación: Al disminuir los marcadores inflamatorios, el AI puede mejorar la resistencia a la insulina y reducir el riesgo de desarrollar diabetes tipo 2.

3. Ayuno intermitente y cáncer

El cáncer es un grupo de enfermedades caracterizadas por el crecimiento descontrolado y la propagación de células anormales en el cuerpo. Aunque se necesita más investigación en humanos, algunos estudios en animales y pruebas de laboratorio sugieren que el AI podría tener un impacto positivo en la prevención y el tratamiento del cáncer:

a. Reducción del crecimiento tumoral: El AI puede reducir la disponibilidad de nutrientes esenciales para el crecimiento celular, lo que puede ayudar a inhibir el crecimiento tumoral.

b. Protección del ADN: El AI puede ayudar a proteger las células contra el daño del ADN y reducir el riesgo de mutaciones que podrían conducir al cáncer.

c. Apoyo al sistema inmunológico: Al reducir la inflamación y mejorar la función de las células inmunitarias, el AI puede ayudar a fortalecer el sistema inmunológico y mejorar su capacidad para combatir el cáncer.

4. Ayuno intermitente y enfermedad de Alzheimer

La enfermedad de Alzheimer es una enfermedad neurodegenerativa progresiva que afecta principalmente a las personas mayores y es la causa más común de demencia. Aunque se necesita más investigación, algunos estudios sugieren que el AI podría tener efectos positivos en la prevención y el tratamiento de la enfermedad de Alzheimer:

a. Mejora de la función cerebral: El AI puede estimular la producción de factores neurotróficos derivados del cerebro (BDNF), proteínas que apoyan la supervivencia y el crecimiento de las neuronas, lo que puede mejorar la función cerebral y reducir el riesgo de enfermedad de Alzheimer.

b. Reducción de la inflamación y el estrés oxidativo: El AI puede ayudar a reducir la inflamación y el estrés oxidativo en el cerebro, dos factores clave en el desarrollo de la enfermedad de Alzheimer.

c. Estimulación de la autofagia: El AI puede estimular el proceso de autofagia, en el cual las células eliminan y reciclan sus propios componentes dañados. Este proceso es esencial para mantener la salud celular y puede proteger contra la neurodegeneración.

5. Ayuno intermitente y enfermedad de Parkinson

La enfermedad de Parkinson es otra enfermedad neurodegenerativa que afecta principalmente a las personas mayores. Aunque se necesita más investigación, algunos estudios sugieren que el AI podría tener efectos positivos en la prevención y el tratamiento de la enfermedad de Parkinson:

a. Protección de las neuronas: Al igual que en la enfermedad de Alzheimer, el AI puede aumentar la producción de BDNF y estimular la autofagia, lo que puede proteger las neuronas y reducir el riesgo de enfermedad de Parkinson.

b. Reducción de la inflamación y el estrés oxidativo: El AI también puede ayudar a reducir la inflamación y el estrés oxidativo en el cerebro, factores importantes en el desarrollo de la enfermedad de

Parkinson.

6. Ayuno intermitente y enfermedades autoinmunes

Las enfermedades autoinmunes son un grupo de trastornos en los que el sistema inmunológico ataca por error a las células y tejidos sanos del cuerpo. Aunque se necesita más investigación, el AI podría tener efectos positivos en la prevención y el tratamiento de enfermedades autoinmunes:

a. Reducción de la inflamación: El AI puede reducir la inflamación en el cuerpo, lo que podría disminuir la actividad del sistema inmunológico y mejorar los síntomas de las enfermedades autoinmunes.

b. Mejora de la función intestinal: El AI puede mejorar la función intestinal al promover la salud de la microbiota y reducir la permeabilidad intestinal, lo que podría disminuir el riesgo de desarrollar enfermedades autoinmunes relacionadas con el intestino, como la enfermedad celíaca y la enfermedad de Crohn.

7. Ayuno intermitente y síndrome metabólico

El síndrome metabólico es un grupo de factores de riesgo que aumentan la probabilidad de desarrollar enfermedades cardíacas, accidentes cerebrovasculares y diabetes tipo 2. El AI puede ser beneficioso para prevenir y tratar el síndrome metabólico al abordar varios de sus factores de riesgo:

a. Pérdida de peso y reducción de la grasa abdominal: Como se mencionó anteriormente, el AI puede promover la pérdida de peso y reducir la grasa abdominal, lo que es crucial para prevenir y tratar el síndrome metabólico.

b. Mejora de la sensibilidad a la insulina: El AI también puede aumentar la sensibilidad a la insulina, reduciendo el riesgo de resistencia a la insulina y diabetes tipo 2, que son componentes clave del síndrome metabólico.

c. Reducción de la presión arterial y mejora del perfil lipídico: El AI puede ayudar a reducir la presión arterial y mejorar el perfil lipídico, como se mencionó en relación con las enfermedades cardiovasculares, lo que también es beneficioso para prevenir y tratar el síndrome metabólico.

Conclusión

El ayuno intermitente ha demostrado tener efectos positivos en la prevención y el tratamiento de diversas enfermedades crónicas, incluidas enfermedades cardiovasculares, diabetes tipo 2, cáncer, enfermedades neurodegenerativas como el Alzheimer y el Parkinson, enfermedades autoinmunes y síndrome metabólico.

Sin embargo, es importante destacar que la investigación en este campo aún está en desarrollo, y se necesita más investigación en humanos para comprender completamente los mecanismos y los efectos a largo plazo del ayuno intermitente en estas enfermedades crónicas. Además, cada individuo es diferente, y lo que funciona para una persona puede no funcionar para otra. Por lo tanto, siempre es recomendable consultar a un médico o profesional de la salud antes de comenzar un programa de ayuno intermitente, especialmente si tienes alguna enfermedad crónica o tomas medicamentos.

En general, el ayuno intermitente puede ser una herramienta prometedora en el manejo de enfermedades crónicas, pero debe ser utilizado de manera responsable y en conjunto con otros enfoques de tratamiento y prevención, como una dieta equilibr ada, ejercicio regular, reducción del estrés y atención médica adecuada.

El AI no es una cura milagrosa, pero cuando se implementa de manera adecuada y segura, puede ser una parte valiosa de un enfoque integral para mejorar la salud y el bienestar en personas con enfermedades crónicas. Al adoptar hábitos saludables y ser conscientes de las necesidades individuales, es posible disfrutar de los beneficios del ayuno intermitente y mejorar la calidad de vida en personas que padecen estas enfermedades.

Como siempre, es esencial recordar que cada persona es única y que lo que funciona para una persona puede no funcionar para otra. Por lo tanto, es crucial adaptar las estrategias de ayuno intermitente a las necesidades y circunstancias individuales y buscar el consejo de profesionales de la salud para garantizar un enfoque seguro y efectivo en el manejo de enfermedades crónicas.

CAPÍTULO 7: CONTRAINDICACIONES Y PRECAUCIONES

Aunque el ayuno intermitente (AI) ha demostrado tener numerosos beneficios para la salud, no es adecuado para todas las personas y puede tener efectos secundarios no deseados en ciertas situaciones. Es esencial conocer las contraindicaciones y precauciones asociadas con el AI para garantizar que se implemente de manera segura y efectiva. En este capítulo, discutiremos las contraindicaciones y precauciones que debes tener en cuenta antes de adoptar el AI como parte de tu estilo de vida.

1. Contraindicaciones del ayuno intermitente

El ayuno intermitente no es adecuado para todas las personas y puede ser perjudicial para la salud en ciertos casos. Algunas contraindicaciones del AI incluyen:

a. Embarazo y lactancia

El embarazo y la lactancia son períodos en los que las mujeres necesitan un aporte nutricional adecuado para garantizar la salud de la madre y el bebé. Durante estos períodos, el ayuno intermitente no es recomendable, ya que puede provocar deficiencias nutricionales y afectar el crecimiento y desarrollo del bebé, así como la producción de leche materna. Además, el ayuno intermitente podría aumentar el riesgo de hipoglucemia (bajo nivel de azúcar en sangre) en mujeres embarazadas con diabetes gestacional.

b. Trastornos alimentarios

Las personas con trastornos alimentarios, como anorexia o bulimia nerviosas, deben evitar el ayuno intermitente. El AI puede exacerbar los patrones de pensamiento y comportamiento disfuncionales relacionados con la alimentación, lo que podría poner en riesgo la salud y el bienestar de estas personas.

c. Diabetes tipo 1 y diabetes tipo 2 no controlada

Las personas con diabetes tipo 1 o diabetes tipo 2 no controlada deben tener precaución con el ayuno intermitente. El AI puede aumentar el riesgo de hipoglucemia en personas con diabetes, especialmente si están tomando medicamentos para la diabetes, como insulina o sulfonilureas. Si tienes diabetes y estás interesado en probar el ayuno intermitente, consulta a tu médico o profesional de la salud para que te ayude a diseñar un plan seguro y efectivo.

d. Enfermedades hepáticas y renales

Las personas con enfermedades hepáticas o renales deben evitar el ayuno intermitente, ya que el ayuno puede aumentar el estrés en estos órganos y empeorar la enfermedad. Si tienes alguna enfermedad hepática o renal, consulta a tu médico antes de comenzar el ayuno intermitente para determinar si es seguro para ti.

e. Bajo peso o desnutrición

El ayuno intermitente no es adecuado para personas con bajo peso o desnutrición, ya que puede agravar estos problemas. Si tienes un índice de masa corporal (IMC) inferior a 18.5 o estás desnutrido, no debes seguir el AI sin la supervisión de un médico o profesional de la salud.

f. Niños y adolescentes

Los niños y adolescentes están en una etapa crucial de crecimiento y desarrollo y tienen mayores necesidades nutricionales. El ayuno intermitente no es recomendable para esta población, ya que podría resultar en deficiencias nutricionales y afectar el crecimiento y el desarrollo adecuados.

2. Precauciones al seguir el ayuno intermitente

Incluso si no tienes ninguna contraindicación específica, es importante tener precaución al seguir el ayuno intermitente. Aquí hay algunas precauciones que debes tener en cuenta:

a. Adaptación gradual al ayuno intermitente

Adaptarte gradualmente al ayuno intermitente puede facilitar la transición y minimizar los efectos secundarios. Comienza con períodos de ayuno más cortos y aumenta la duración del ayuno gradualmente a medida que te sientas más cómodo con el proceso. Además, escucha a tu cuerpo y ajusta tu enfoque según sea necesario.

b. Mantén una dieta equilibrada

Durante los períodos de alimentación, es esencial consumir una dieta equilibrada y rica en nutrientes para garantizar que obtengas todos los nutrientes que necesitas. No te restrinjas en exceso y enfócate en consumir alimentos integrales, proteínas magras, grasas saludables, frutas, verduras y granos integrales.

c. Mantén una hidratación adecuada

La deshidratación puede ser un problema durante el ayuno intermitente, especialmente si realizas actividades físicas intensas. Asegúrate de beber suficiente agua y otros líquidos sin calorías durante los períodos de ayuno para mantenerte hidratado.

d. Controla tus niveles de energía y señales de hambre

Presta atención a tus niveles de energía y señales de hambre durante el ayuno intermitente. Si experimentas fatiga extrema, debilidad o hambre incontrolable, es posible que debas ajustar tu enfoque al AI. Puedes considerar acortar tus períodos de ayuno, aumentar tu ingesta calórica durante los períodos de alimentación o probar un enfoque diferente al ayuno intermitente que se adapte mejor a tus necesidades.

e. Realiza ejercicio con precaución

El ejercicio es un componente importante de un estilo de vida saludable, pero debes tener precaución al combinarlo con el ayuno intermitente. Algunas personas pueden sentirse mareadas o débiles durante el ejercicio en ayunas. Si experimentas estos síntomas, considera ajustar el tiempo de tus entrenamientos para que coincidan con tus períodos de alimentación o reducir la intensidad de tus entrenamientos.

f. Supervisión médica y ajuste de medicamentos

Si tienes una enfermedad crónica o tomas medicamentos regularmente, es importante consultar a tu médico antes de comenzar el ayuno intermitente. Pueden ser necesarios ajustes en tus medicamentos o un monitoreo más cercano de tus condiciones de salud.

Conclusión

El ayuno intermitente puede ser una herramienta efectiva para mejorar la salud en muchas personas, pero es importante tener en cuenta las contraindicaciones y precauciones antes de adoptar este enfoque. Siempre consulta a un médico o profesional de la salud antes de comenzar el ayuno intermitente, especialmente si tienes alguna enfermedad crónica o tomas medicamentos.

Recuerda que cada individuo es único y que lo que funciona para una persona puede no funcionar para otra. Al tener en cuenta las contraindicaciones y precauciones, y al adaptar el ayuno intermitente a tus necesidades individuales y circunstancias, puedes asegurarte de que este enfoque sea seguro y efectivo para ti.

Además, el ayuno intermitente no debe considerarse como una solución rápida o milagrosa. La clave para un estilo de vida saludable es encontrar un enfoque sostenible que incluya una alimentación adecuada, ejercicio regular, manejo del estrés y cuidado médico adecuado.

En última instancia, al abordar el ayuno intermitente con precaución y responsabilidad, y al estar atento a las señales de tu cuerpo, puedes disfrutar de los beneficios potenciales para la salud que ofrece este enfoque, al tiempo que minimizas los riesgos y efectos secundarios no deseados.

CAPÍTULO 8: RECETAS Y SUGERENCIAS PARA EL AYUNO INTERMITENTE

Una parte crucial del éxito en el ayuno intermitente (AI) es asegurarse de consumir alimentos nutritivos y satisfactorios durante los períodos de alimentación. Una dieta equilibrada y variada no solo te ayudará a obtener los nutrientes que necesitas, sino que también te mantendrá satisfecho y te permitirá mantener el AI a largo plazo. En este capítulo, compartiremos recetas y sugerencias para maximizar tus resultados en el ayuno intermitente, centrándonos en opciones saludables y deliciosas.

Desayunos

a. Batido energético de frutas y proteínas

Ingredientes:

- 1 taza de espinacas frescas
- 1 taza de leche de almendras sin azúcar
- 1/2 taza de arándanos congelados
- 1/2 taza de fresas congeladas
- 1 plátano
- 1 cucharada de mantequilla de almendras
- 1 cucharada de semillas de chía

- 1 scoop de proteína en polvo (opcional)

Instrucciones:

1. Coloca todos los ingredientes en una licuadora y mezcla hasta obtener una consistencia suave.
2. Si la mezcla está demasiado espesa, agrega más leche de almendras hasta obtener la consistencia deseada.
3. Sirve inmediatamente.

b. Overnight oats con frutas y nueces

Ingredientes:

- 1/2 taza de avena en copos
- 3/4 taza de yogur natural o yogur griego
- 1/2 taza de leche de almendras sin azúcar
- 1 cucharada de miel o jarabe de arce
- 1/2 cucharadita de extracto de vainilla
- 1/4 taza de frutas picadas (manzanas, peras, frutos rojos, etc.)
- 1/4 taza de nueces o semillas mixtas (almendras, nueces, semillas de girasol, etc.)

Instrucciones:

1. Mezcla la avena, el yogur, la leche de almendras, la miel y el extracto de vainilla en un tazón.
2. Cubre el tazón y refrigera durante la noche.
3. Al día siguiente, revuelve la mezcla y agrega las frutas picadas y las nueces antes de servir.

Almuerzos

a. Ensalada de pollo a la parrilla con quinoa y vegetales

Ingredientes:

- 1 pechuga de pollo a la parrilla, cortada en tiras
- 1 taza de quinoa cocida
- 2 tazas de espinacas frescas
- 1/2 taza de tomates cherry, cortados por la mitad

- 1/2 taza de pepino picado
- 1/4 taza de cebolla roja picada
- 1/4 taza de perejil fresco picado
- 2 cucharadas de aceite de oliva
- 2 cucharadas de jugo de limón
- Sal y pimienta al gusto

Instrucciones:

En un tazón grande, combina la quinoa cocida, espinacas, tomates cherry, pepino, cebolla roja y perejil. 2. Añade las tiras de pollo a la parrilla a la ensalada.

3. En un tazón pequeño, mezcla el aceite de oliva y el jugo de limón para preparar el aderezo. Sazona con sal y pimienta al gusto.

4. Vierte el aderezo sobre la ensalada y mezcla bien para combinar todos los ingredientes.

5. Sirve la ensalada fría o a temperatura ambiente.

b. Wrap de pavo, aguacate y espinacas

Ingredientes:

- 1 tortilla integral grande
- 2 lonchas de pavo bajo en sodio
- 1/4 de aguacate, cortado en rodajas
- 1/2 taza de espinacas frescas
- 1/4 taza de zanahoria rallada
- 1/4 taza de pimientos rojos en rodajas finas
- 1 cucharada de hummus
- 1 cucharada de mostaza Dijon (opcional)

Instrucciones:

1. Extiende el hummus y la mostaza Dijon (si la usas) sobre la tortilla integral.

2. Coloca las lonchas de pavo, las rodajas de aguacate, las espinacas, la zanahoria rallada y los pimientos rojos en

rodajas sobre la tortilla.

3. Enrolla la tortilla, asegurándote de que los ingredientes queden bien sujetos en su interior.

4. Corta el wrap por la mitad y disfruta.

Cenas

a. Salmón al horno con costra de nueces y ensalada de col rizada

Ingredientes:

- 1 filete de salmón (aproximadamente 6 oz)
- 1/4 taza de nueces picadas
- 1 cucharada de aceite de oliva
- Sal y pimienta al gusto
- 2 tazas de col rizada picada
- 1/2 taza de quinoa cocida
- 1/4 taza de arándanos secos
- 1/4 taza de almendras picadas
- 2 cucharadas de vinagreta balsámica

Instrucciones:

1. Precalienta el horno a 200°C (400°F). Coloca el filete de salmón en una bandeja para hornear cubierta con papel de aluminio.

2. Mezcla las nueces picadas con el aceite de oliva y sazona con sal y pimienta al gusto.

3. Cubre el filete de salmón con la mezcla de nueces y presiona ligeramente para asegurar que se adhiera al pescado.

4. Hornea el salmón durante 12-15 minutos o hasta que esté cocido a tu gusto.

5. Mientras se cocina el salmón, mezcla la col rizada, la quinoa, los arándanos secos y las almendras en un tazón grande. Rocía con vinagreta balsámica y mezcla bien.

6. Sirve el salmón al horno junto con la ensalada de col rizada.

b. Curry de lentejas y verduras

Ingredientes:

- 1 taza de lentejas secas
- 2 tazas de agua
- 1 cucharada de aceite de coco o aceite de oliva
- 1 cebolla mediana, picada
- 2 dientes de ajo, picados
- 1 cucharada de jengibre fresco rallado
- 1 cucharadita de cúrcuma
- 1 cucharadita de comino
- 1 cucharadita de cilantro molido
- 1 cucharadita de pimentón
- 1/4 cucharadita de pimienta de cayena (opcional)
- 1 lata (400 ml) de leche de coco
- 2 tazas de verduras picadas (calabaza, zanahorias, pimientos, etc.)
- Sal al gusto
- Arroz integral cocido para servir (opcional)
- Cilantro fresco picado para decorar (opcional)

Instrucciones:

1. En una cacerola mediana, cocina las lentejas en agua hasta que estén tiernas (aproximadamente 20-25 minutos). Escurre y reserva.

2. En una sartén grande, calienta el aceite de coco o aceite de oliva a fuego medio. Agrega la cebolla picada y cocina hasta que esté suave y translúcida.

3. Añade el ajo picado y el jengibre rallado a la sartén y cocina por 1-2 minutos hasta que estén fragantes.

4. Agrega las especias (cúrcuma, comino, cilantro molido, pimentón y pimienta de cayena) a la sartén y cocina por 1 minuto más, revolviendo constantemente.

5. Añade las verduras picadas y la leche de coco a la sartén. Lleva la mezcla a ebullición, luego reduce el fuego y cocina a fuego lento hasta que las verduras estén tiernas.

6. Incorpora las lentejas cocidas a la sartén y cocina por 5 minutos adicionales para que los sabores se mezclen. Sazona con sal al gusto.

7. Sirve el curry de lentejas y verduras sobre arroz integral cocido (si lo deseas) y decora con cilantro fresco picado.

Conclusión

Al adoptar el ayuno intermitente, es esencial mantener una dieta equilibrada y nutritiva durante los períodos de alimentación. Estas recetas y sugerencias te ayudarán a disfrutar de comidas deliciosas y satisfactorias mientras sigues tu plan de ayuno intermitente. No olvides escuchar a tu cuerpo y ajustar las recetas según tus preferencias y necesidades nutricionales. Con un enfoque consciente y planificado, el ayuno intermitente puede ser una herramienta poderosa para mejorar la salud y el bienestar en general.

CAPÍTULO 9: CONCLUSIONES

A lo largo de este libro, hemos explorado en profundidad el ayuno intermitente (AI), un enfoque flexible y sostenible para la alimentación que ha demostrado tener numerosos beneficios para la salud. Desde la pérdida de peso hasta la mejora en la función cognitiva y la reducción del riesgo de enfermedades crónicas, el AI puede transformar la forma en que te sientes y te ves.

En este capítulo final, resumiremos los puntos clave discutidos en el libro y ofreceremos recomendaciones para garantizar el éxito a largo plazo en tu viaje de ayuno intermitente.

1. Comprender el ayuno intermitente

El ayuno intermitente no es una dieta en sí misma, sino un enfoque de alimentación basado en ciclos de ayuno y alimentación. Esto permite al cuerpo entrar en un estado de quema de grasa y reparación celular durante los períodos de ayuno. A diferencia de las dietas restrictivas tradicionales, el AI se enfoca en cuándo comes en lugar de qué comes, lo que puede hacer que sea más fácil de seguir y mantener a largo plazo.

2. Elegir un método de ayuno intermitente

Existen varios métodos de ayuno intermitente para adaptarse a tus necesidades y estilo de vida. Los métodos más populares incluyen el método 16/8, el método 5:2 y el ayuno de 24 horas. Es importante elegir un método que funcione bien para ti y con el que te sientas cómodo a medida que te adaptas al ayuno.

3. Beneficios del ayuno intermitente

El AI ha demostrado tener una amplia variedad de beneficios para la salud, que incluyen:

- Pérdida de peso y reducción de la grasa corporal
- Mejora de la sensibilidad a la insulina y control del azúcar en sangre
- Reducción de la inflamación y el estrés oxidativo
- Mejora de la función cognitiva y protección contra enfermedades neurodegenerativas
- Potencial aumento de la longevidad y protección contra enfermedades crónicas

4. Consejos para controlar el hambre durante el ayuno

Controlar el hambre puede ser uno de los mayores desafíos al comenzar con el ayuno intermitente. Algunas estrategias útiles para controlar el hambre incluyen:

- Mantenerse hidratado
- Consumir alimentos ricos en fibra y proteínas durante los períodos de alimentación
- Evitar los alimentos altos en azúcar y carbohidratos refinados
- Adaptarse gradualmente al ayuno intermitente
- Practicar técnicas de manejo del estrés y atención plena

5. Ayuno intermitente y enfermedades crónicas

El AI puede tener un impacto positivo en la prevención y el manejo de diversas enfermedades crónicas, como la diabetes tipo 2, enfermedades cardiovasculares y algunas formas de cáncer. Siempre es importante hablar con tu médico antes de comenzar un régimen de ayuno intermitente, especialmente si tienes una enfermedad crónica o tomas medicamentos.

6. Contraindicaciones y precauciones

El ayuno intermitente no es adecuado para todos. Algunas personas que deben evitar el AI incluyen:
Mujeres embarazadas o lactantes

- Personas con trastornos de la alimentación o antecedentes de trastornos alimentarios
- Personas con diabetes tipo 1 o que son dependientes de insulina
- Adolescentes en crecimiento
- Personas con bajo peso
- Aquellos con enfermedades graves o problemas de salud crónicos

Siempre es importante consultar con un médico o un profesional de la salud antes de comenzar cualquier plan de ayuno intermitente, especialmente si tienes alguna preocupación o condición médica existente.

7. Testimonios de éxito y casos de estudio

El ayuno intermitente ha transformado la vida de muchas personas, ayudándoles a alcanzar sus objetivos de pérdida de peso, mejorar su salud y aumentar su calidad de vida. Los testimonios de éxito y los casos de estudio ofrecen motivación e inspiración para continuar con el ayuno intermitente a pesar de los desafíos iniciales.

8. Recetas y sugerencias para el ayuno intermitente

Mantener una dieta equilibrada y nutritiva durante los períodos de alimentación es esencial para el éxito a largo plazo con el ayuno intermitente. Consumir alimentos ricos en fibra, proteínas y grasas saludables puede ayudar a mantenerte saciado y proporcionar la energía que necesitas. Experimentar con recetas y planes de comidas puede ayudarte a disfrutar de comidas deliciosas y satisfactorias mientras sigues tu plan de ayuno intermitente.

Recomendaciones para el éxito del ayuno intermitente:

1. Se paciente y permisivo contigo mismo: Es normal experimentar dificultades al principio mientras te adaptas al ayuno intermitente. No te rindas si no ves resultados de inmediato o si experimentas desafíos. La

consistencia y la paciencia son clave para el éxito a largo plazo.

2. Escucha a tu cuerpo: Siempre presta atención a las señales de tu cuerpo. Si experimentas síntomas negativos o persistentes durante el ayuno intermitente, es posible que necesites ajustar tu enfoque o hablar con un profesional de la salud.

3. Haz ejercicio de manera regular: El ejercicio regular, en combinación con el ayuno intermitente, puede mejorar los resultados y ofrecer beneficios adicionales para la salud. Elige una actividad que disfrutes y que puedas mantener a largo plazo.

4. Mantén una mentalidad positiva: Centrarte en los aspectos positivos de tu viaje de ayuno intermitente puede ayudarte a mantener la motivación y a superar los desafíos. Rodéate de apoyo y celebra tus logros a lo largo del camino.

5. Aprende de los demás: Compartir tus experiencias con otros que siguen el ayuno intermitente puede proporcionarte apoyo, motivación e ideas útiles. Únete a grupos en línea, foros o comunidades locales para conectarte con personas que tienen objetivos similares.

En conclusión, el ayuno intermitente es una estrategia poderosa y flexible para mejorar la salud y el bienestar. Al comprender los fundamentos del ayuno intermitente, elegir un método que se adapte a tu estilo de vida, y seguir las recomendaciones proporcionadas en este libro, puedes lograr resultados duraderos y transformar tu vida para mejor.